AF146146

BEI GRIN MACHT SICH IHR
WISSEN BEZAHLT

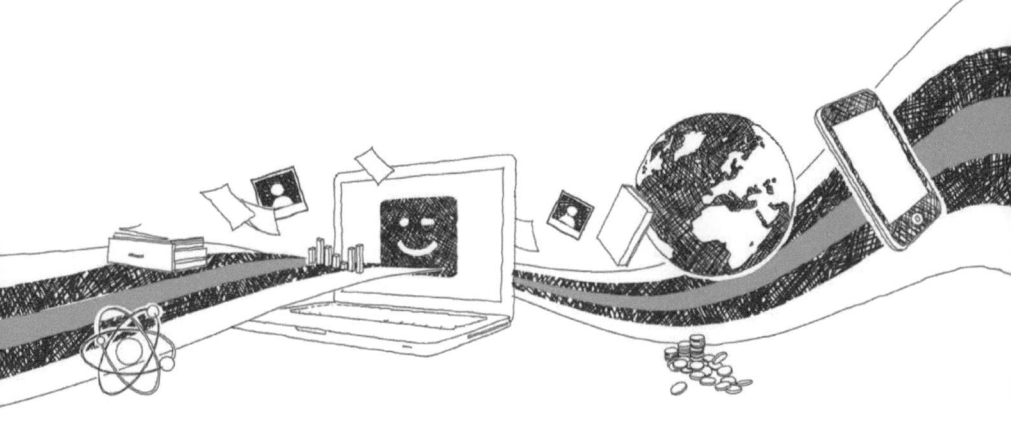

- Wir veröffentlichen Ihre Hausarbeit,
  Bachelor- und Masterarbeit

- Ihr eigenes eBook und Buch -
  weltweit in allen wichtigen Shops

- Verdienen Sie an jedem Verkauf

Jetzt bei www.GRIN.com hochladen
und kostenlos publizieren

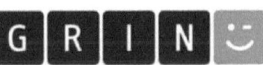

Bibliografische Information der Deutschen Nationalbibliothek:

Die Deutsche Bibliothek verzeichnet diese Publikation in der Deutschen National-
bibliografie; detaillierte bibliografische Daten sind im Internet über http://dnb.d-
nb.de/ abrufbar.

Impressum:

Copyright © 2017 GRIN Verlag
Druck und Bindung: Books on Demand GmbH, Norderstedt Germany
ISBN: 9783668839748

Jessica Motzer

Gesundheitsförderliche Führung. Der Einfluss von Führungskräften auf die Mitarbeitergesundheit

GRIN Verlag

Gesundheitsförderliche Führung

Der Einfluss von Führungskräften auf die
Mitarbeitergesundheit

Zusammenfassung

Die vorliegende Arbeit beschäftigt sich mit der Frage, inwieweit das Konzept der gesundheitsförderlichen Führung dazu geeignet ist, Fehlzeiten der eigenen Mitarbeiter zu reduzieren. Trotz des relativ jungen Forschungsfeldes und der teils einseitig beleuchteten Faktoren, lesen sich die vorliegenden Ergebnisse vielversprechend.

Zur Beantwortung der Leitfrage wird zunächst ein Überblick über den aktuellen Forschungsstand gegeben. Anschließend werden die relevanten Begriffe „Gesundheit" und „Führung" eingegrenzt. Nach einer kurzen Retrospektive über die Entstehungsgeschichte gesundheitsförderlicher Führung mittels soziotechnischer Systemansätze, werden zudem zwei Instrumente – das „Health-oriented Leadership"- Konzept von Franke & Felfe und das Vier-Ebenen-Modell von Spieß & Stadler – vorgestellt.

Obwohl der Fokus der Ausführungen auf dem Potential des gesundheitsförderlichen Führungsansatzes liegt, soll eine kritische Würdigung auch dessen Grenzen aufzeigen; schließlich werden Auswirkungen von Führungskomponenten auf die Gesundheit der Mitarbeiter noch nicht sehr lange beforscht.

Die anschließende Situationsanalyse eines Fallbeispiels zeigt einerseits mögliche Auswirkungen von Fehlzeiten für Unternehmen sowie deren potentielle Ursachen auf. Zum anderen wird beschrieben, auf welche Arten eine Führungskraft direkten oder indirekten Einfluss auf ihre Mitarbeiter, respektive deren Gesundheit, ausüben kann.

Darauf aufbauend vermitteln schließlich Handlungsempfehlungen für Führungskräfte, welche auch über den Zweck der Fehlzeitenreduktion hinaus eingesetzt werden können, eine Vorstellung von der praktischen Anwendbarkeit gesundheitsförderlicher Führung.

Inhaltsverzeichnis

Abbildungsverzeichnis

1. Einleitung

„Mitarbeiter verlassen nicht das Unternehmen, sondern ihren Vorgesetzten."

(Knoblauch, 2013, S. 46)

Dieses Statement lässt den Einfluss erahnen, den Führungskräfte[1] heutzutage beispielsweise auf die Arbeitszufriedenheit oder das Wohlbefinden ihrer Mitarbeiter ausüben können. Das Echo der Mitarbeiter kommt mittlerweile aber viel schneller zurück als noch vor ein paar Jahrzehnten.

Die fortwährenden und immer schnelleren Veränderungen der Märkte – bedingt durch Globalisierung oder Innovationen – sowie der demographische Wandel zwingen Unternehmen, sich an ihre Umwelt anzupassen, um wettbewerbsfähig zu bleiben.

Die Führungskräfte dieser Unternehmen müssen nicht mehr „nur" sich selbst und ihre Mitarbeiter im Schutze des Büros oder der Produktionshalle zu einem guten Arbeitsergebnis antreiben. Jetzt, im digitalen Zeitalter, sind ihre Aufgaben wesentlich komplexer als noch zu Zeiten der Industrialisierung: Sie müssen auch außerhalb der Arbeitszeiten erreichbar sein, sie sollen mobil, flexibel, motivierend, unterstützend und vor allem ein positives Vorbild für ihre Mitarbeiter sein.

Die hohen und kontinuierlich wachsenden Anforderungen werden an die Mitarbeiter allerdings – bewusst oder unbewusst – weitergegeben und müssen von diesen bestmöglich umgesetzt werden, um den Unternehmenserfolg sicherzustellen.

Dies führt unweigerlich zu verstärktem Zeit- und Leistungsdruck, dem die Mitarbeiter ausgesetzt sind und als Stress empfinden.

Oftmals resultieren daraus krankheitsbedingte oder motivational bedingte Ausfallzeiten, die den Unternehmen hohe Kosten verursachen (vgl. Meyer & Meschede, 2016; DAK, 2017). Die stetig ansteigenden Fälle psychischer Erkrankungen, wie Depressionen oder Burn-Out-Symptome als potentielle Folgen des Stresses, verdeutlichen die Brisanz dieses Themas (vgl. Bundesanstalt für Arbeitsschutz und Arbeitsmedizin, 2017).

---

[1] Hinweis: Aus Gründen der besseren Lesbarkeit findet in der vorliegenden Arbeit lediglich die männliche Form Anwendung. Die Ausführungen beziehen sich gleichermaßen auf das männliche und weibliche Geschlecht.

Um Ausfallkosten zu vermeiden und die Produktivität, Leistungsfähigkeit und -bereitschaft der Mitarbeiter zu gewährleisten, müssen Führungskräfte daher fähig sein, sowohl für das eigene Wohlbefinden, als auch für das ihrer Mitarbeiter, zu sorgen.

Der Ansatz der gesundheitsförderlichen Führung geht davon aus, dass direkte Vorgesetzte mithilfe verschiedener Führungskomponenten (Führungsstil, Verhalten, usw.), gesundheitsrelevantes Verhalten in ihrer Abteilung beeinflussen können.

Erst in den letzten Jahren wurde die Forschung zu den Auswirkungen von Führungsverhalten auf die Gesundheit der Mitarbeiter sukzessive intensiviert. Hierbei wurden u.a. mehrfach Zusammenhänge zwischen positiven Führungsaspekten und gutem Gesundheitszustand der Mitarbeiter nachgewiesen (vgl. beispielsweise Skakon et al., 2010; Franke & Felfe, 2011, S. 4; Gregersen et al., 2011).

Inwiefern der Ansatz der gesundheitsförderlichen Führung auch zur Reduktion von Fehlzeiten herangezogen werden kann, wird auf den nächsten Seiten eruiert.

2. Einführung und Überblick zu gesundheitsförderlicher Führung

Um an das Konzept heranzuführen, wird eingangs mittels aktueller Forschungsbefunde die Relevanz der Thematik verdeutlicht. Nach einer Abgrenzung der Begriffe wird auf die Entwicklung im Laufe der letzten Jahrzehnte eingegangen, um schließlich die Eckpfeiler des Konzepts zu beleuchten.

2.1. Aktueller Forschungsstand

Einen Überblick über die Zusammenhänge diverser Führungsdimensionen mit unterschiedlichen gesundheitlichen Auswirkungen geben u.a. Gregersen et al. (2010) oder Skakon et al. (2010). Die verschiedenen Forschungsarbeiten beleuchten überwiegend positives Führungsverhalten (z.B. soziale Unterstützung) sowie positive Führungsstile und -konzepte (z.b. transformationale oder mitarbeiterorientierte Führung). Diese zeigen positive Auswirkungen auf die Gesundheit und haben weniger Stresserleben oder Gesundheitsbeschwerden zur Folge (Franke & Felfe, 2011, S. 4).

So korreliert der transformationale Führungsansatz – wie auch soziale Unterstützung oder Aufgaben- und Mitarbeiterorientierung – in allen betrachteten Studien u.a. mit psychischer Gesundheit und Arbeitszufriedenheit (Gregersen et al., 2011, S. 6).

Einige Forschungsarbeiten fokussierten negatives Vorgesetztenverhalten wie beleidigende Kommentare gegenüber Mitarbeitern, Meinungsverschiedenheiten, usw. „Diese führungsbezogenen Stressoren wirkten negativ auf die Arbeitszufriedenheit und den [...] Gesundheitszustand der Mitarbeiter. Sie können zudem zu einer Erhöhung der Fehlzeiten [...] führen." (Gregersen et al. 2011, S. 8).

2.2. Gesundheit

Der Gesundheitsbegriff ist nicht einheitlich definiert, da er je nach Mensch, dessen Umwelt und je nach Zeitalter unterschiedlich ausgelegt werden kann.

Eine Annäherung gelingt über die ursprüngliche Definition der WHO[2]: „Die Gesundheit ist ein Zustand des vollständigen körperlichen, geistigen und sozialen Wohlergehens und nicht nur das Fehlen von Krankheit oder Gebrechen." (World Health Organisation, 1946).

---

[2] World Health Organization (engl.): Weltgesundheitsorganisation

Sowohl die WHO als auch viele Forscher erweiterten diese Definition aufgrund der Vielschichtigkeit des Gesundheitsbegriffs in den letzten Jahrzehnten, wenngleich bereits die frühe Formulierung neben dem rein physischen Aspekt auch die Psyche und das soziale Umfeld berücksichtigt.

2.3. Führung

Auch „Führung" wird je nach Kontext unterschiedlich definiert.

„Führung heißt [...] Talente, Stärken und Ressourcen zu erkennen und zu fördern" und Mitarbeitern Unterstützung zukommen zu lassen (Holzer, 2013, S. 191).

Spieß & Stadler (2007) geben die geläufigste Definition der hiesigen Führungsliteratur nochmals wieder: „Demnach wird Führung als zielbezogene Einflussnahme verstanden, die sich kommunikativ und in Interaktion mit den Strukturen der Organisation, Persönlichkeitsmerkmalen der Person und situativen Aspekten vollzieht." (Spieß & Stadler, 2007, S. 259).

Aufgrund der nachgewiesenen Zusammenhänge zwischen Führungsfacetten und Gesundheit, muss es Aufgabe der Führungskraft sein, für den Erhalt der eigenen und auch der Mitarbeitergesundheit zu sorgen (vgl. u.a. Spieß & Stadler, 2007; Franke & Felfe, 2011; Rudow, 2014).

Führung kann sich auf unterschiedliche Bereiche des Arbeitslebens auswirken, die erheblichen Einfluss auf das Wohlbefinden der Mitarbeiter haben. Diese Faktoren – u.a. Führung und Gesundheit – stehen in Beziehung zueinander und beeinflussen sich gegenseitig (Abb. 2.1.).

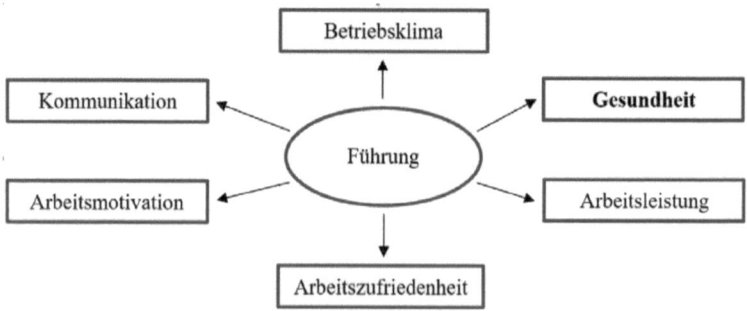

Abbildung 2.1. Auswirkungen des Führungsverhaltens (Abbildung verändert aus Rudow, 2014, S. 324, eigene Darstellung)

2.4. Theoretische Grundlagen

2.4.1. Die Entstehung – soziotechnische Systemansätze

Das Konzept der gesundheitsförderlichen Führung hat in den letzten Jahrzehnten zunehmend an Bedeutung gewonnen.

Davor wurde in Studien überwiegend die Leistungsfähigkeit bzw. Produktivität als wünschenswertes Ergebnis effektiven Führungsverhaltens fokussiert.

Noch bis Ende des letzten Jahrhunderts wurde der Mensch in der Produktion eher als Störfaktor gesehen und sollte von Maschinen substituiert werden (Beck et al., 1996, S. 16).

Im Gegensatz zu technisch-ökonomischen Konzepten wie dem Taylorismus gab es auch Ansätze der Humanisierung der Arbeit, bei denen Produktionen als soziale Systeme begriffen wurden. Die Forscher Fred Emery und Eric Trist entwickelten bereits Anfang der 50er Jahre den ganzheitlichen Ansatz der sozio-technischen Systeme, die einen Mittelweg zu den bisherigen, sehr konträren Konzepten darstellten. (vgl. Freimuth & Freimuth, 2017; Semmer & Udris, 2007). Hierbei werden Mensch, Technik und Organisation in symbiotischer Beziehung zueinander gesehen.

Das Bild des Mitarbeiters änderte sich und das Individuum wurde immer öfter als mindestens gleichwertiger Produktionsfaktor angesehen, dessen Gesundheit sich wesentlich auf den Unternehmenserfolg auswirkt und als schützenswert gilt. Hieraus entstanden in den letzten Jahrzehnten unterschiedliche Ansätze gesundheitsförderlicher Führung.

2.4.2. Das „Health-oriented Leadership"-Konzept nach Franke & Felfe

„Health-oriented Leadership" (HoL) ist ein aktueller Ansatz, der auf dem transformationalen Führungskonzept von Franke & Felfe aufbaut und mittels der folgenden vier Komponenten versucht, gesundheitsförderliche Führung zu erfassen:

1) Gesundheitsorientiertes Führungsverhalten (Verhalten)

   Das Instrument betrachtet die gesundheitsbezogene Selbstführung der Führungskraft sowie die gesundheitsförderliche Mitarbeiterführung und setzt diese beiden Aspekte – in Hinblick auf die Vorbildfunktion – in Beziehung zueinander (Franke & Felfe, 2011, S. 5). Die unterschiedlichen Einflussebenen werden in Kapitel 3 vorgestellt.

2) Gesundheitsbezogene Achtsamkeit

   Je eher eine Führungskraft bereit ist, sich mit der eigenen Gesundheit, bzw. gesundheitlichen Risiken bewusst auseinanderzusetzen (SelfCare) und Veränderungen wahrzunehmen, desto eher wird sie gesundheitsbewusst handeln und desto eher ist sie auch aufmerksam der Gesundheit der Mitarbeiter (StaffCare) gegenüber, was sich positiv auf diese auswirkt (vgl. Franke, Felfe, & Pundt, 2014).

3) Gesundheitsbezogene Selbstwirksamkeit

Die Wahrscheinlichkeit, dass eine Führungskraft gesundheitsförderliches Verhalten an den Tag legt erhöht sich, wenn diese entsprechende Maßnahmen und Verhaltensweisen kennt und sich deren Anwendung zutraut (Franke & Felfe, 2011, S. 6).

4) Gesundheitsvalenz (gesundheitsbezogene Einstellungen und Wertorientierung)

Gesundheit sollte einen relativ hohen Stellenwert einnehmen, damit die Führungskraft überhaupt zu gesundheitsförderlichen Verhaltensoptimierungen bereit ist (Franke & Felfe, 2011, S. 6).

Die Items zur Erfassung gesundheitsrelevanter Führungsaspekte sind spezifisch formuliert und ermöglichen sehr konkrete Handlungsempfehlungen. Dabei werden nicht nur direkte Interaktionen zwischen dem Mitarbeiter und dem Vorgesetzen berücksichtigt, sondern ebenso indirekte Faktoren wie eine gesundheitsförderliche Arbeitsplatzgestaltung (Franke & Felfe, 2011, S. 6).

2.4.3. Das Vier-Ebenen-Modell nach Spieß & Stadler

„Mit dem Begriff *gesundheitsförderliches Führen* ist die Gesamtheit von Führungstechniken, -stilen und Verhaltensweisen gemeint, die sich am *Wohlbefinden* und der *Gesundheit* der Mitarbeiter orientieren und damit die zentrale Voraussetzung für leistungsfähige und leistungsbereite Mitarbeiter bilden" (Spieß & Stadler, 2007, S. 258).

Spieß & Stadler (2007, S. 258 ff.) beschreiben in ihrem Vier-Ebenen-Modell in Abbildung 2.2. die wesentlichen Dimensionen gesundheitsförderlicher Führung und deren Umsetzungsmöglichkeiten in die Praxis.

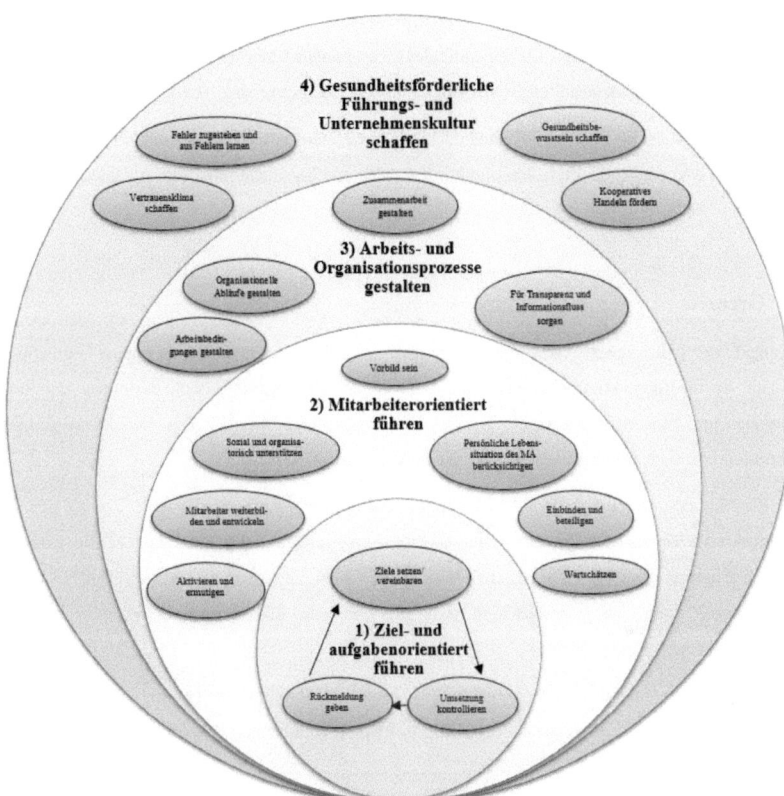

Abbildung 2.2. Das Vier-Ebenen-Modell der Führung (Abbildung verändert aus Spieß & Stadler, 2007, S. 258, eigene Darstellung)

Die ziel- und aufgabenorientierte Führung (1) bildet den Grundpfeiler. Diese elementare Führungsaufgabe richtet sich konsequent am Mitarbeiter aus und umfasst den Kreislauf der Zielsetzung, Umsetzung und Kontrolle.

Mitarbeiterorientierte Führung (2) fokussiert den Angestellten mit seinen Bedürfnissen, den es zu motivieren, zu beteiligen und zu fördern gilt. Die Führungskraft fungiert hier als Vorbild und soll v.a. soziale Unterstützung anbieten.

Bei der Gestaltung der Arbeits- und Organisationsprozesse (3) soll der Vorgesetzte dafür sorgen, dass die Rahmenbedingungen des Arbeitsumfeldes gesundheitsförderlich gestaltet werden (z.B. ergonomische Arbeitsplatzgestaltung, transparente Entscheidungsprozesse, usw.).

Schlussendlich ist es das Ziel, eine gesundheitsförderliche Führungs- und Unternehmenskultur (4) zu schaffen, das entsprechende Verhalten operativ zu verinnerlichen und strategisch im Unternehmen zu verankern.

2.5. Grenzen

Führungskräfte sind – neben ihren organisatorischen Aufgaben – sowohl für ihre eigene Gesundheit, als auch für die ihrer Mitarbeiter verantwortlich. Gehen Vorgesetzte jedoch destruktiv mit ihrer Gesundheit um, kann sich dies negativ auf das Wohlergehen der Mitarbeiter auswirken, da sich die Vorbildfunktion auch auf negatives Führungsverhalten erstreckt.

Auch die Motivationsfähigkeit der Führungskraft sinkt, wenn die Authentizität fehlt. Verhält sich die Führungskraft beispielsweise konträr zu den eigenen Anweisungen, wird sie unglaubwürdig. Darüber hinaus funktioniert gesundheitsförderliche Führung nur, wenn eine Vertrauensbasis besteht. Diese ist Voraussetzung dafür, dass Beschäftigte sich im Gespräch öffnen und Frühwarnzeichen für Überforderungen erkannt werden.

Wichtig ist außerdem, dass Unternehmen entsprechende Rahmenbedingungen schaffen, damit Führungskräfte gesundheitsrelevante Potentiale ihrer Mitarbeiter nutzen können (vgl. z.B. Franke & Felfe, 2011; Elprana, Felfe, & Franke, 2016).

Zeitmangel oder eine angespannte wirtschaftliche Lage können zusätzlich dazu führen, dass gesundheitsförderliche Führungsmaßnahmen nicht oberste Priorität im Tagesgeschäft genießen (Ducki & Felfe, 2011, S. xii)

3.   Ursachenanalyse der Situationsbeschreibung

In diesem Kapitel soll der Frage nachgegangen werden, welche Folgen Fehlzeiten haben, was zu den Fehlzeiten geführt haben könnte und wie eine Führungskraft Fehlzeiten entgegenwirken kann.

3.1.   Fehlzeiten

3.1.1.   Begriffsabgrenzung

Um die Situation korrekt zu interpretieren, ist eine Unterscheidung der Begriffe „Fehlzeiten" und „Krankenstand" sinnvoll. Der Krankenstand bezeichnet die „Abwesenheit vom Arbeitsplatz aufgrund eines körperlichen oder geistigen Zustandes, der einer Behandlung bedarf oder zur Arbeitsunfähigkeit führt" (Rudow, 2014, S. 357).

Fehlzeiten hingegen implizieren Krankheitstage und darüber hinaus auch ein Fehlen ohne Arbeitsunfähigkeitsbescheinigung. Vor allem bei motivationsbedingter Abwesenheit, dem sogenannten Absentismus, ist das Eingreifen des direkten Vorgesetzten notwendig, da dieser Fehlzeitentyp ein Zeichen für eine unbefriedigende Arbeitssituation sein kann (Brandenburg & Nieder, 2003, S. 37).

3.1.2.   Konsequenzen von Fehlzeiten

2015 entfielen in Deutschland allein durch Arbeitsunfähigkeit 1,6 Millionen Erwerbsjahre. Die Multiplikation mit dem durchschnittlichen Arbeitnehmerentgelt ergab einen Produktionsausfall von 64 Milliarden Euro. Wird der Mehrwert der Arbeit (Bruttowertschöpfung) hinzugezogen, entstand ein Verlust von 133 Milliarden Euro (Bundesanstalt für Arbeitsschutz und Arbeitsmedizin, 2017, S. 1).

Die Konsequenzen für Unternehmen sind neben direkten Kosten auch indirekter Natur wie Imageverlust, Schwächung der Wettbewerbsfähigkeit, sinkende Arbeitsmoral oder eine hohe Fluktuation (Rudow, 2014, S. 355).

3.1.3.   Ursachen für Fehlzeiten

Eine hohe Fehlzeitenquote kann ein Indikator für eine dauerhaft starke Beanspruchung der Mitarbeiter sein (Spieß & Stadler, 2002, S. 12). Studien haben zudem gezeigt, dass Führungskräfte eigenen Stress tendenziell auf ihre Mitarbeiter übertragen (Skakon et al., 2010, S. 131). Dieser Stress kann zu körperlichen und mentalen Beeinträchtigungen führen, die sich dann in Arbeitsunfähigkeitstagen äußern.

„Psychische Erkrankungen nehmen als Ursache für Fehlzeiten Erwerbstätiger zu und sind meist mit längeren Ausfallzeiten verbunden als physische Erkrankungen." (Kauffeld & Hoppe, Arbeit und Gesundheit, 2014, S. 242).

So betrug im Jahr 2015 die durchschnittliche Falldauer psychischer Erkrankungen 25,6 Tage, während der Durchschnitt lediglich bei 11,6 Tagen je Fall lag (Meyer & Meschede, 2016, S. 251).

Seit 2006 steigen die Krankenstände der AOK-Versicherten von 4,2% auf 5,3% in 2015 sukzessive an (Meyer & Meschede, 2016, S. 257). Psychische Erkrankungen stiegen seit 2004 um 71,9% in 2015 (Meyer & Meschede, 2016, S. 251). Nach Muskel-Skeletterkrankungen waren psychische Erkrankungen im Jahr 2015 mit 14,8% bereits die zweithäufigste Ursache für Arbeitsunfähigkeit (Bundesanstalt für Arbeitsschutz und Arbeitsmedizin, 2017, S. 2).

Bei den DAK-Versicherten ergibt sich ein ähnliches Bild. Während im Jahr 1997 noch 76,7 Arbeitsunfähigkeitstage (AU-Tage) auf 100 ganzjährig DAK-Versicherte kamen, waren es im Jahr 2016 bereits 246,2 Tage (Abb. 3.1.).

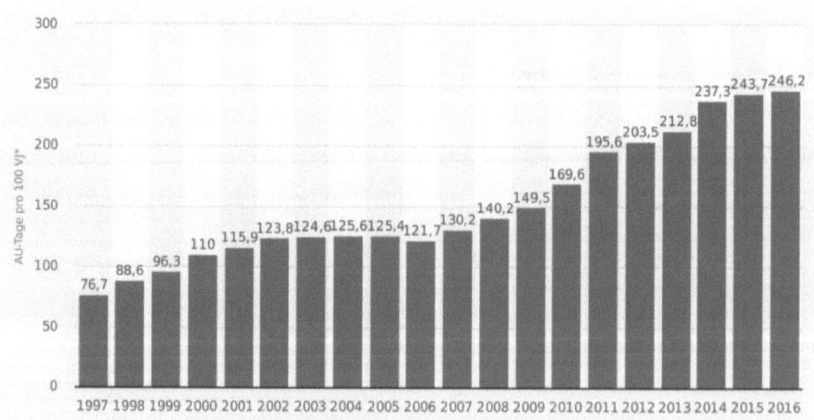

Abbildung 3.1. Entwicklung der Arbeitsunfähigkeitstage aufgrund psychischer Diagnosen in Deutschland (DAK, 2017, www.statista.com)

Studien ergaben verschiedene Varianten von Führungsverhalten die als „demotivierend, belastend und tendenziell Fehlzeiten fördernd" gelten. Darunter finden sich u. a. autoritäres Führungsverhalten, Vorenthalten von Informationen, zu geringe Anerkennung, mangelnde Weiterbildungsangebote oder unrealistische Leistungsziele (Spieß & Stadler, 2007, S. 257 f.)

3.2. Einflussnahme der Führungskraft

Die Einflussfaktoren, die von Forschern in statistischen Zusammenhang mit Fehlzeiten gebracht wurden, sind u.a.:

- soziale Stressoren (bedingt durch Vorgesetztenverhalten)
- unzureichendes Konfliktmanagement
- soziale Unterstützung durch Vorgesetzte
- Mitbestimmungs- und Beteiligungsmöglichkeiten sowie
- Mitarbeiter- und Aufgabenorientierung (Gregersen et al., 2011, S. 6).

Franke und Felfe (2011) schlagen drei Rollen für Führungskräfte vor, in welchen sie Einfluss auf ihre Mitarbeiter ausüben können – sie sollen Ressourcenmanager, Vorbild und Sicherheitsmanager sein. Die folgenden Ausführungen zu den direkten und indirekten Einflussmöglichkeiten orientieren sich maßgeblich an den Publikationen von Franke & Felfe (2011) sowie Elprana, Felfe & Franke (2016).

3.2.1. Direkte Einflussnahme

Direkter Einfluss durch Führungsverhalten:

Vorgesetzte können direkt mit ihren Mitarbeitern kommunizieren und interagieren indem sie ihnen proaktiv soziale Unterstützung anbieten, sie öffentlich loben, ihre Arbeit wertschätzen, Sinn in der Arbeit vermitteln und grundsätzlich freundlich sind. Dies hat eine positive Wirkung auf das Wohlbefinden der Mitarbeiter. Werden Mitarbeiter hingegen ignoriert, unfair und unfreundlich behandelt, so wirkt sich dies negativ auf ihr Wohlbefinden aus (Franke & Felfe, 2011, S. 4; Elprana, Felfe, & Franke, 2016, S. 145).

Direkter Einfluss durch Vorbildfunktion:

Mitarbeiter werden zu Gesundheitsverhalten motiviert, indem Führungskräfte als Vorbilder fungieren, gesundheitsförderliches Verhalten am Arbeitsplatz vorleben und auf ihre eigene Gesundheit achten (Übertragungseffekt). Wichtig ist hierbei, dass direkte Vorgesetzte gesundheitsrelevante Maßnahmen konsequent umsetzen, um glaubwürdig zu sein und authentisch auftreten zu können. Dadurch neigen Mitarbeiter dazu, ebenfalls gesundheitsfördernde Maßnahmen zu ergreifen und kommen Aufforderungen zur Einhaltung bestimmter Verhaltensweisen eher nach (Franke & Felfe, 2011, S. 4).

Verhalten sich Führungskräfte jedoch widersprüchlich indem sie beispielsweise ihre Mitarbeiter dazu auffordern, sich gesund zu ernähren und mit dem Rauchen aufzuhören, selbst aber während der Arbeitszeit regelmäßig eine Rauchen gehen und in der Mittagspause eher zu Fast-Food greifen, so kann dies dazu führen, dass Mitarbeiter sich nicht trauen, ein entgegengesetztes Gesundheitsverhalten zu zeigen (vgl. Elprana, Felfe, & Franke, 2016).

Um als positives Vorbild gesehen zu werden, ist es notwendig, das eigene Verhalten ständig zu reflektieren. Ein Vorgesetzter der raucht, wird kaum per sofort damit aufhören können. Er kann es aber am Arbeitsplatz unterlassen oder zumindest reduzieren.

Von einem autoritären in einen transformationalen Führungsstil zu wechseln ist ungleich schwieriger. Hierzu müssen bestimmte Verhaltensmuster geändert werden, was einen langwierigen Prozess bedeuten kann.

3.2.2. Indirekte Einflussnahme

Indirekter Einfluss durch eigene Überforderung und Belastung:

In verschiedenen Studien konnte nachgewiesen werden, dass der Stress den Führungskräfte empfinden sich mit hoher Wahrscheinlichkeit auch auf die Mitarbeiter überträgt (Skakon et al., 2010, S. 131).

Führungskräfte werden heutzutage viel intensiver von unterschiedlichen Faktoren beansprucht, als noch vor wenigen Jahren – Tendenz steigend. Hohe Aufgabenkomplexität, diverser Druck (Zeit, Leistung, Verantwortung etc.), paralleles und unterbrochenes Arbeiten und mangelnde Work-Life-Balance werden dafür als ursächlich angesehen (Steinmetz, 2011, S. 548 ff.).

Ist der direkte Vorgesetzte selbst hohen Belastungen ausgesetzt und gestresst, wird er sich mit hoher Wahrscheinlichkeit weniger um das Wohl seiner Mitarbeiter kümmern (können) und den Druck an sie delegieren. Führungskräfte haben dann oftmals auch nicht mehr die Zeit, sich ihren Mitarbeitern zu widmen, sie zu unterstützen, Entscheidungen sorgfältig abzuwägen und Arbeitsergebnisse ausreichend zu prüfen. Zeitmangel kann auch dazu führen, dass riskantes Verhalten gezeigt wird und sich auf das Verhalten der Mitarbeiter überträgt (laxer Umgang mit Sicherheitsvorschriften, mit einem Virusinfekt am Arbeitsplatz, etc.). Ist die Führungskraft dann tatsächlich krankheitsbedingt ausgefallen, fällt die emotionale und fachliche Unterstützung komplett weg, was sich weiter negativ auf das Team auswirkt (Elprana, Felfe, & Franke, 2016, S. 145).

Indirekter Einfluss durch Gestaltung der Arbeitsbedingungen:

Ebenso üben direkte Vorgesetzte Einfluss auf die Gesundheit ihrer Mitarbeiter durch die Gestaltung der Arbeit bzw. des Arbeitsumfeldes (Arbeitszeiten, Ziele, etc.) aus – nicht zuletzt um der gesetzlichen Fürsorgepflicht nachzukommen. Sie sollten Ressourcen zur Stressbewältigung anbieten und gesundheitliche Risiken bzw. Belastungen am Arbeitsplatz reduzieren (Franke & Felfe, 2011, S. 4).

Die Führungskraft kann durch die Erweiterung von Handlungs- und Gestaltungsspielräumen, durch klare Priorisierung und abwechslungsreiche Gestaltung der Aufgaben das Wohlbefinden der Mitarbeiter positiv beeinflussen. Auch eine Abgrenzung der Zuständigkeiten innerhalb des Teams kann stressreduzierend wirken. Das Gegenteil wird bewirkt, wenn die Mitarbeiter über einen längeren Zeitraum hinweg überfordert werden, widersprüchliche Arbeitsanweisungen ausgesprochen werden, Ziele nicht „smart"[3] formuliert werden und permanent Druck ausgeübt wird (Elprana, Felfe, & Franke, 2016, S. 145).

---

[3] S – spezifisch, M – messbar, A – aktionsorientiert, R – realistisch, T – terminiert

4. Handlungsempfehlungen und Praxistransfer

Im vorliegenden Fallbeispiel sieht eine Führungskraft sich mit der Problematik ansteigender Fehlzeiten konfrontiert. Um diese zu reduzieren muss zunächst die Ist-Situation erfasst und richtig interpretiert werden.

Bei der anschließenden Umsetzung gesundheitsförderlicher Maßnahmen muss u.a. auf die verschiedenen Bedürfnisse der unterschiedlichen Zielgruppen eingegangen werden. Zudem sollte die Führungskraft ihre Maßnahmen danach ausrichten, ob die Fehlzeiten tatsächlich krankheitsbedingt oder aber motivational bedingt zustande kommen und ferner differenzieren, ob es sich überwiegend um psychische oder körperliche Belastungen handelt.

4.1. Feststellung der Ist-Situation

Um sich einen Überblick über die Ist-Situation zu verschaffen eignen sich beispielsweise standardisierte Checklisten oder Fragebögen. Diese können online bearbeitet und turnusmäßig ausgefüllt werden. Stehen unternehmensintern dieselben, standardisierten Sets zur Verfügung, ist eine Vergleichbarkeit gewährleistet, was zukünftige Veränderungsprozesse beschleunigen kann.

Spieß & Stadler (2002) beispielsweise entwickelten einerseits Checklisten für Mitarbeiter, die bei niedrigen Gesamtwerten auf ein defizitäres Führungsverhalten bzw. mangelhafte soziale Unterstützung (Abbildungen A.1. und A.3.) schließen lassen und andere wiederum, die bei hohen Werten auf eine hohe Belastungssituation der Mitarbeiter schließen lassen (Abbildungen A.2. und A.4.) (Spieß & Stadler, 2002, S. 13 ff.). Auch das „Health-oriented Leadership"-Konzept von Franke und Felfe (2011) eignet sich zur Erfassung (vgl. Franke & Felfe, 2011, S. 6).

Zusätzliche Hinweise kann der Abgleich mit der Situation von vor 6 – 8 Monaten liefern, also bevor die Fehlzeiten zugenommen haben. So könnte eine Umstrukturierung zu dauerhafter Mehrarbeit geführt haben oder etwas Tragisches im privaten Umfeld der Führungskraft passiert sein. Eine Kombination mehrerer Faktoren ist oftmals sehr wahrscheinlich.

4.2. Konkrete Maßnahmen

In der Abteilung gibt es unterschiedliche Stellenprofile, die berücksichtigt werden sollten. So mag eine Schulung „SAP Stammdatenpflege" für Sachbearbeiter geeignet sein; für einen Experten hingegen ist eine Weiterbildung im jeweiligen Fachbereich sinnvoller (z.B. chinesisches Vertragsrecht).

Struhs-Wehr (2017) zeigt Handlungsmöglichkeiten auf (Abb. 4.1.), die sich in stressreduzierende Maßnahmen, also überwiegend eine Angleichung der Arbeitsaufgabe an das Knowhow der Mitarbeiter, und in Resilienz fördernde Maßnahmen, also eher die Anpassung der Fähigkeiten der Mitarbeiter an die Arbeitsanforderungen, gliedern .

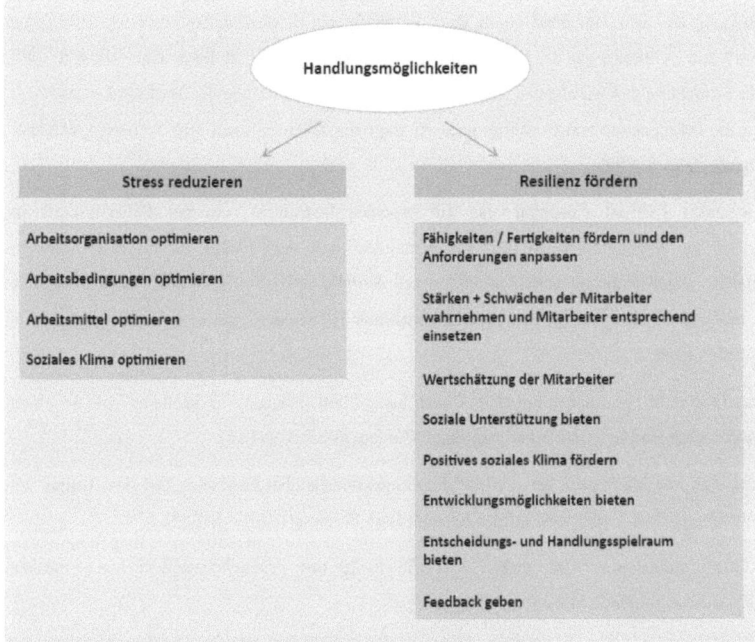

Abbildung 4.1. Handlungsmöglichkeiten der Führungskraft (Struhs-Wehr, 2017, S. 172, Abb. 5.18.)

Das Angleichen der Mitarbeiterfähigkeiten an die Arbeitsaufgabe bzw. vice versa trägt laut Studien zum Wohlbefinden der Mitarbeiter bei (Schermuly, 2016, S. 20 ff.). Gerade als Präventivmaßnahme, um zukünftige Ausfallzeiten zu vermeiden, eignet sich die Angleichung von Knowhow und Arbeitsaufgaben. Allerdings ist Prävention nur dann erfolgreich, „[…] wenn sie Rücksicht auf die speziellen Bedürfnisse, Fähigkeiten und Erwartungen ihrer Zielgruppen nimmt." (Dragano & Wahl, 2015, S. 21).

Nachfolgend werden nun einige Umsetzungsmöglichkeiten vorgestellt, auf die die Führungskraft zugreifen kann.

4.2.1. Coaching – Änderung des Führungsverhaltens

Coaching ist eine Beratungsdienstleistung und soll als Instrument zur Führungskräfteentwicklung dabei helfen, Problemursachen zu identifizieren sowie geeignete Lösungswege zu erarbeiten (Rauen, 2007, S. 388 f.).

Eine Befragung aus dem Jahr 2003 ergab, dass die häufigsten durch Coaching erzielten Wirkungen „Reflexion" und „Veränderung des Verhaltens" sind (Jansen, Mäthner, & Bachmann, 2003, S. 249). „Wird die Erreichung des wichtigsten Ziels als Kriterium zur Beurteilung der Wirksamkeit angelegt, so beträgt die Erfolgsquote von Coaching nach Aussage der Klienten sogar 90%." (Jansen, Mäthner, & Bachmann, 2003, S. 250).

Im vorliegenden Fall ist Coaching also ein probates Instrument, um der Führungskraft ihr Fehlverhalten zu vergegenwärtigen und um gemeinsam mit dem Coach im Zuge der direkten Einflussnahme durch Führungsverhalten und durch Vorbildfunktion (vgl. Franke & Felfe, 2011; Elprana, Felfe, & Franke, 2016), geeignete Maßnahmen festzulegen, wie eine Verhaltensänderung erreicht werden kann.

Der Status Quo wird regelmäßig mit dem Coach kontrolliert. Nach 6 – 9 Monaten wird in einem Abschlussgespräch eine Evaluation vorgenommen (Rauen, 2007, S. 391 ff.).

Im Erstgespräch mit dem Coach hat „unsere" Führungskraft als übergeordnetes Ziel den Aufbau von gesundheitsförderlichen Verhaltensroutinen benannt (vgl. Steinmetz, 2011, S. 551).

Um zukünftig authentischer zu wirken und die Rolle des gesundheitsförderlichen Vorbildes auszufüllen wurden folgende Maßnahmen festgelegt:

- Bei einer Erkrankung bleibt die Führungskraft zu Hause. Erfordert das Arbeitsaufkommen ein Eingreifen, so passiert dies im Home-Office
- Die Führungskraft raucht nicht mehr während der Arbeitszeit
- Die Führungskraft nimmt an Gesundheitschecks teil und bekommt ein separates Gesundheitscoaching (vgl. Steinmetz, 2011, S. 553)
- In der Abteilung wird das Projekt „Quit Smoking!" gestartet: Der Projektleiter ist ein Nichtraucher-Kollege, der die Einhaltung der „Spielregeln" überwacht. Wird jemand beim Rauchen erwischt, muss dieser Geld ins „Rauchersparschwein" einzahlen. Nach einem Jahr wird das Geld unter denjenigen aufgeteilt, die es geschafft haben, mit dem Rauchen aufzuhören bzw. am seltensten dabei erwischt wurden.
- Die Führungskraft geht regelmäßig mit den Mitarbeitern in die Kantine und kontrolliert die Einhaltung der Pausen

- Die Führungskraft nimmt an einem „Anti-Stress-Seminar" teil, das Enspannungstechniken vermittelt und Ressorcen aufzeigt. Das Seminar steht auch den Mitarbeitern offen
- Im wöchentlichen Jour-Fixe kann die Leistung einzelner Mitarbeiter in „großer Runde" gelobt oder Unterstützung im Tagesgeschäft angeboten werden.

4.2.2. Mitarbeitergespräch

Mitarbeitergespräche haben nicht nur die Funktion, sich über die Zufriedenheit des Mitarbeiters zu erkundigen, also Feedback zu bekommen und auch zu geben.

Sie können auch zur Früherkennung von Belastungssituationen dienen, zu Zielvereinbarungen genutzt werden und sie eignen sich, um Mitarbeitern Anerkennung und Wertschätzung auszusprechen und soziale Unterstützung anzubieten – Merkmale, die sich positiv auf die psychische Gesundheit und den Krankenstand bzw. Absentismus auswirken (Gregersen et al., 2011, S. 8).

„Mitarbeitergespräche sollten auf individuellen Besprechungsthemen aufgebaut sein, die im Vorfeld von beiden Gesprächspartnern eingebracht und abgestimmt werden." (Holzer, 2013, S. 192).

Zudem sollte ein zeitlicher Rahmen festgelegt und die Ergebnisse schriftlich festgehalten werden, um darauf beim nächsten Termin zurückgreifen zu können. (Kauffeld, Ianiro, & Sauer, Führung, 2014, S. 92).

Um nicht in alte Verhaltensmuster zu verfallen, kann sich die Führungskraft mittels des Leitfadens in Abbildung 4.2. beispielsweise auf das Gespräch mit einem Referenten vorbereiten, der das letzte halbe Jahr öfters krank war, sich zunehmend zurückgezogen hat und häufig sarkastische Antworten gab. Hierbei können vorab Gesprächsziele notiert oder potentielle Vorurteile hinterfragt werden (Struhs-Wehr, 2017, S. 164).

Ziele klären	- Der Fürsorgepflicht nachkommen - Einen vertrauensvollen Kontakt herstellen - Die eigene Sorge über die Veränderungen ausdrücken - Klärung, ob die Veränderungen des Mitarbeiters mit Belastungen im Arbeitsumfeld zusammenhängen - Gegebenenfalls gemeinsame Lösungen finden, wie die Belastungen reduziert werden können
Wahrnehmungen	- Checklisten nutzen - Was habe ich konkret gesehen, beobachtet, gehört? - Das Verhalten beschreiben und nicht bewerten
Vorurteile → können den Blick verstellen	- Was denke ich über den Mitarbeiter und sein Verhalten? - Stereotype klären: Was denke ich über psychische Erkrankungen?
Gefühle/Bedürfnisse klären	Spüre ich in mir z. B.: - Ärger - Druck Hilflosigkeit
	- Wie kann ich Klarheit bewahren? - Wie kann ich einen Umgang damit finden?
Termin und Ort für ein Gespräch festlegen	

Abbildung 4.2. Leitfaden zur Vorbereitung eines Mitarbeitergesprächs (Struhs-Wehr, 2017, S. 164, Abb. 5.11.)

Darauf aufbauend entwickelte Struhs-Wehr (2017) einen Gesprächsleitfaden, der zum Mitarbeitergespräch mit einer psychisch belasteten Person herangezogen werden kann. In Abbildung B.1. werden die unterschiedlichen Gesprächsphasen sowie praktische Lösungsansätze aufgezeigt. Ein solches Gespräch erfordert sehr viel Fingerspitzengefühl von der Führungskraft, kann aber das Fundament für ein stabiles Vertrauensverhältnis bilden und Fehlzeiten entgegenwirken (vgl. Struhs-Wehr, 2017, S. 167 ff.).

4.2.3. Veränderung des Arbeitsumfeldes und der Aufgabenorganisation

Bei Überbeanspruchungen der Mitarbeiter, die zu physischen und psychischen Beeinträchtigungen führen, eignet sich eine Veränderung des Arbeitsumfeldes und/oder der Arbeitsorganisation.

Sind Sachbearbeiter beispielsweise durch die monotone Arbeit (Stammdatenpflege, Bearbeiten von „Excel-Tapeten", etc.) zunehmend unkonzentriert, klagen aufgrund der stundenlang unveränderten Haltung über Kopf-/Rückenschmerzen, wirken depressiv oder äußern sich zynisch, so kann durch

-   eine ergonomischere Gestaltung des Arbeitsplatzes (z.B. höhenverstellbare Schreibtische)

- angeordnete Kurzpausen alle 2-3 Sunden oder
- Job Enrichment[4] (z.B. Übertragung kleinerer Projekte unter Berücksichtigung der Fähigkeiten der Mitarbeiter und des zeitlichen Rahmens)

für Abwechslung gesorgt, die Mitarbeiter entlastet und sogar motiviert werden (vgl. z.b. Spieß & Stadler, 2002; Schermuly, 2016).

Die Referenten hingegen könnten überfordert sein, weil sie aufgrund einer Umstrukturierung einen anhaltend hohen Workload bewältigen müssen. Hier eignen sich folgende Vorgehensweisen:
- Schulung der Mitarbeiter
- Neuverteilung der Arbeitspakete nach objektiven Kritierien (z.B. Stückzahlen oder Einkaufsvolumen)
- Klare Abgrenzung der Aufgaben
- Einstellung eines neuen Mitarbeiters.

Bei Experten eignen sich zur Entlastung und Motivation besipielsweise:
- Hinzuziehen bei wichtigen Entscheidungen
- Job Rotation[5] und Job Enrichment

Die Umsetzungsmöglichkeiten sind nicht abschließend. Auch andere Maßnahmen wie Zielvereinbarungen, 360 Grad-Feedbacks oder gezielte Einarbeitung neuer Mitarbeiter können mit den dargestellten Instrumenten kombiniert werden.

---

[4] Vertikale Erweiterung der Arbeitsaufgabe durch Einräumen eines größeren Handlungsspielraumes und mehr Verantwortung

[5] Wechsel des Arbeitsplatzes/der Arbeitsaufgabe für einen begrenzten Zeitraum

5.   Fazit

Abschließend lässt sich sagen, dass eine Führungskraft mit ausreichend Zeit, unter den entsprechenden betrieblichen Rahmenbedingungen und mit dem Wissen um die eigene Vorbildfunktion – respektive den Konsequenzen des eigenen Führungsverhaltens – sicherlich einen Fehlzeiten regulierenden Einfluss auf die eigenen Mitarbeiter ausüben kann.

Betrachtet man die bisherigen Forschungsarbeiten zu ähnlichen Leitfragen, fällt allerdings auf, dass relativ häufig nur ein bestimmter Führungsstil (transformationale Führung) oder ein bestimmter Führungsaspekt (z.b. soziale Unterstützung als Ressource) betrachtet wird (vgl. Gregersen et al., 2011).

Aufgrund des relativ neu aufgekommenen Interesses an Zusammenhängen zwischen verschiedenen Führungsdimensionen und den Auswirkungen auf die Mitarbeitergesundheit, mangelt es noch an spezifischeren Betrachtungen oder Langzeitstudien.

So stellt sich beispielsweise die Frage, inwieweit weibliche Führungskräfte eher oder effektiver gesundheitsförderliches Führungsverhalten zeigen, ob die Berufserfahrung, die Branche, das Alter, der Charakter (z.b. die Big Five) oder der kulturelle Hintergrund ebenfalls relevant sind und mit welchen Faktoren der Führung diese Variablen korrelieren.

Zudem könnte die Fragestellung wie bzw. warum ein bestimmtes Führungsverhalten Einfluss auf das Wohlbefinden der Mitarbeiter ausübt, u.a. für die Neuroökonomie interessant sein.

Es gibt also noch einigen Forschungsbedarf, um die Zusammenhänge zwischen gesundheitsrelevanten Führungsaspekten und Wohlbefinden transparenter und die bisherigen Forschungsergebnisse belastbarer zu machen.

Bis dahin ist es jedoch bestimmt keine falsche Entscheidung, als Führungskraft die vorgestellten Handlungsoptionen in der Praxis anzuwenden und neben der Performance der Abteilung auch ein offenes Ohr für die Bedürfnisse der Mitarbeiter zu haben, um so schlussendlich auch deren Wohlbefinden zu gewährleisten.

Literaturverzeichnis

Beck, J., Liesenkötter, M. & Teucher, R. (1996). *Der Mensch im Industriebetrieb - Gestaltung von Arbeit und Technik in der modernen Organisation*. Opladen: Westdeutscher Verlag.

Brandenburg, U. & Nieder, P. (2003). *Betriebliches Fehlzeiten-Management*. Wiesbaden: Gabler Verlag. doi:10.1007/978-3-322-92086-7

Bundesanstalt für Arbeitsschutz und Arbeitsmedizin, B. (2017). *Volkswirtschaftliche Kosten durch Arbeitsunfähigkeit 2015*. Abgerufen am 02. Oktober 2017 von https://www.baua.de/DE/Themen/Arbeitswelt-und-Arbeitsschutz-im-Wandel/Arbeitsweltberichterstattung/Kosten-der-AU/pdf/Kosten-2015.pdf?__blob=publicationFile&v=2

DAK. (2017). *Durchschnittliche Arbeitsunfähigkeitsdauer aufgrund von psychischen Erkrankungen im Zeitraum von 2006 bis 2016 (AU-Tage je Fall)*. Abgerufen am

23. September 2017 von https://de.statista.com/statistik/daten/studie/845/umfrage/dauer-von-arbeitsunfaehigkeit-aufgrund-von-psychischen-erkrankungen

Dragano, N., & Wahl, S. (2015). Zielgruppenspezifisches Gesundheitsmanagement: Hintergründe, Strategien und Qualitätsstandards. In B. Bandura, A. Ducki, H. Schröder, J. Klose, & M. Meyer (Hrsg.), *Fehlzeiten-Report 2015: Neue Wege für mehr Gesundheit - Qualitätsstandards für ein zielgruppenspezifisches Gesundheitsmanagement* (S. 21-29). Berlin Heidelberg: Springer Verlag.

Ducki, A., & Felfe, J. (2011). Führung und Gesundheit: Überblick. In B. Badura, A. Ducki, H. Schröder, J. Klose, & K. Macco (Hrsg.), *Fehlzeiten-Report 2011 - Führung und Gesundheit* (S. vii-xii). Berlin Heidelberg: Springer Verlag.

Elprana, G., Felfe, J., & Franke, F. (2016). Gesundheitsförderliche Führung diagnostizieren und umsetzen. In J. Felfe, & R. van Dick (Hrsg.), *Handbuch Mitarbeiterführung - Wirtschaftspsychologisches Praxiswissen für Fach- und Führungskräfte* (S. 139-156). Berlin Heidelberg: Springer Reference Psychology - Springer Verlag. doi:10.1007/978-3-642-55080-5_17

Franke, F., & Felfe, J. (2011). Diagnose gesundheitsförderliche Führung - Das Instrument "Health-oriented Leadership". In B. Badura, A. Ducki, H. Schröder, J. Klose, &

K. Macco (Hrsg.), *Fehlzeiten-Report 2011: Führung und Gesundheit* (S. 3-13). Berlin Heidelberg: Springer Verlag.

Franke, F., Felfe, J., & Pundt, A. (2014). The impact of health-oriented leadership on follower health: Development and test of a new instrument measuring health-promoting leadership. *Zeitschrift für Personalforschung, 28*(1-2), S. 139-161. doi:10.1688/ZfP-2014-01-Franke

Freimuth, J., & Freimuth, L. (2017). Klassiker der Organisationsforschung (24) - Fred Emery und Eric Trist. *Organisationsentwicklung, 17*(2), S. 94-99.

Gregersen, S., Kuhnert, S., Zimbert, A., & Nienhaus, A. (2011). Führungsverhalten und Gesundheit - Zum Stand der Forschung. *Das Gesundheitswesen, 73*(1), 3-12. doi:10.1055/s-0029-1246180

Holzer, C. (2013). *Unternehmenskonzepte zur Work-Life-Balance - Ideen und Know-How für Fühungskräfte, HR-Abteilungen und Berater.* Erlangen: Publicis Publishing.

Jansen, A., Mäthner, E., & Bachmann, T. (2003). Evaluation von Coaching - Eine Befragung von Coachs und Klienten. *Organisationsberatung – Supervision – Coaching*(3),

S. 245-254.

Kauffeld, S., & Hoppe, D. (2014). Arbeit und Gesundheit. In S. Kauffeld (Hrsg.), *Arbeits-, Organisations- und Personalpsychologie für Bachelor* (2. Auflage)

(S. 241-264). Berlin Heidelberg: Springer Verlag. doi:10.1007/978-3-642-42065-8

Kauffeld, S., Ianiro, P. M., & Sauer, N. C. (2014). Führung. In S. Kauffeld (Hrsg.), *Arbeits-, Organisations- und Personalpsychologie für Bachelor* (2. Auflage)

(S. 71-98). Berlin Heidelberg: Springer Verlag. doi:10.1007/978-3-642-42065-8_ 5

Knoblauch, J. (2013). *Die Chef-Falle - Wovor Führungskräfte sich in Acht nehmen müssen.* Frankfurt am Main: Campus Verlag.

Meyer, M., & Meschede, M. (2016). Krankheitsbedingte Fehlzeiten in der deutschen Wirtschaft im Jahr 2015. In A. Badura, A. Ducki, H. Schröder, J. Klose, & M. Meyer (Hrsg.), *Fehlzeiten-Report 2016: Unternehmenskultur und Gesundheit - Herausforderungen und Chancen* (S. 251-454). Berlin Heidelberg: Springer Verlag.

Rauen, C. (2007). Coaching. In H. Schuler, & K. Sonntag (Hrsg.), *Handbuch der Arbeits- und Organisationspsychologie* (S. 388-394). Göttingen: Hogrefe Verlag.

Rudow, B. (2014). *Die gesunde Arbeit - Psychische Belastungen, Arbeitsgestaltung und Arbeitsorganisation* (3. Auflage). München: Oldenbourg Wissenschaftsverlag.

Schermuly, C. (2016). Empowerment: Die Mitarbeiter stärken und entwickeln. In J. Felfe, & R. van Dick (Hrsg.), *Handbuch Mitarbeiterführung: Wirtschaftspsychologisches Praxiswissen für Fach- und Führungskräfte* (S. 15-26). Berlin Heidelberg: Springer Reference Psychology - Springer Verlag. doi:10.1007/978-3-642-55080-5_25

Semmer, N., & Udris, I. (2007). Bedeutung und Wirkung von Arbeit. In H. Schuler (Hrsg.), *Lehrbuch der Organisationspsychologie* (4. Auflage) (S. 157 - 195). Bern: Huber Verlag.

Skakon, J., Nielsen, K., Borg, V., & Guzman, J. (2010). Are leaders' well-being, behaviours and style associated with the affective well-being of their employees? A systematic review of three decades of research. *Work & Stress, 24*(2), S. 107-139. doi:10.1080/02678373.2010.495262

Spieß, E., & Stadler, P. (2002). *Mitarbeiterorientiertes Führen und soziale Unterstützung am Arbeitsplatz.* Abgerufen am 28. September 2017 von https://www.baua.de/DE/Angebote/Publikationen/Berichte/Gd5.pdf?__blob=publicationFile

Spieß, E., & Stadler, P. (2007). Gesundheitsförderliches Führen - Defizite erkennen und Fehlbelastungen der Mitarbeiter reduzieren. In A. Weber, & G. Hörmann (Hrsg.), *Psychosoziale Gesundheit im Beruf* (S. 255-274). Stuttgart: Genter Verlag.

Steinmetz, B. (2011). Gesundheitsförderung für Führungskräfte. In E. Bamberg, A. Ducki, & A.-M. Metz (Hrsg.), *Gesundheitsförderung und Gesundheitsmanagement in der Arbeitswelt - Ein Handbuch* (S. 537-559). Göttingen: Hogrefe Verlag.

Struhs-Wehr, K. (2017). *Betriebliches Gesundheitsmanagement und Führung - Gesundheitsoriente Führung als Erfolgsfaktor im BGM.* Wiesbaden: Springer Verlag. doi:10.1007/978-3-658-14266-7

World Health Organisation. (1946). *Verfassung der Weltgesundheitsorganisation.* Abgerufen am 5. Oktober 2017 von https://www.admin.ch/opc/de/classified-compilation/19460131/index.html

Anhang
Anhang A: Checklisten

Checkliste 1: „Erkennen von defizitärem Führungsverhalten"

	stimmt				stimmt nicht
	1	2	3	4	5
„Der/die Vorgesetzte kritisiert die Mitarbeiter vor Anderen."	☐	☐	☐	☐	☐
„Er/sie weist stets Änderungsvorschläge von Mitarbeitern zurück."	☐	☐	☐	☐	☐
„Er/sie verändert Arbeitsaufgaben der Mitarbeiter, ohne dies vorher mit ihnen abgesprochen zu haben."	☐	☐	☐	☐	☐
„Er/sie erkundigt sich nicht nach der Arbeit der Mitarbeiter."	☐	☐	☐	☐	☐
„Er/sie stellt den Mitarbeiter bloß, der einen Fehler macht."	☐	☐	☐	☐	☐
„Treffen Mitarbeiter eigene Entscheidungen, so fühlt er/sie sich übergangen."	☐	☐	☐	☐	☐
„Er/sie gibt den Mitarbeitern Aufgaben, ohne ihnen zu sagen, wie sie sie erledigen sollen."	☐	☐	☐	☐	☐
„Anweisungen gibt er/sie als Befehl."	☐	☐	☐	☐	☐
„Seinen Ärger lässt er/sie an den Mitarbeitern aus."	☐	☐	☐	☐	☐
„Er/sie versucht den Mitarbeitern das Gefühl zu geben, dass er/sie der Chef ist und sie von ihm/ihr abhängig sind."	☐	☐	☐	☐	☐
„Der Umgangston mit den Mitarbeitern ist unhöflich und taktlos."	☐	☐	☐	☐	☐
„Nach Auseinandersetzungen mit Mitarbeitern trägt er/sie es ihnen nach."	☐	☐	☐	☐	☐
„Er/sie achtet nur auf die Fehler."	☐	☐	☐	☐	☐
„Er/sie möchte gerne den Anschein erwecken, als wüsste er/sie bereits alles."	☐	☐	☐	☐	☐
„Die Stimmung im Betrieb hängt von den Launen der Vorgesetzten ab."	☐	☐	☐	☐	☐
„Er/sie versucht, eigene Fehler auf andere zu schieben."	☐	☐	☐	☐	☐
„Entscheidungen werden zwar mit den Mitarbeitern getroffen, danach sieht deren Verwirklichung stets ganz anders aus, als man sich das vorgestellt hat."	☐	☐	☐	☐	☐
„Er/sie handelt häufig nicht gerecht."	☐	☐	☐	☐	☐
„Man wird stets zur Arbeit angetrieben."	☐	☐	☐	☐	☐
„Selbst bei Entscheidungen, die direkt die Interessen der Mitarbeiter betreffen, werden sie vorher nicht nach ihrer Meinung befragt."	☐	☐	☐	☐	☐

Abbildung A.1. Checkliste 1 „Erkennen von defizitärem Führungsverhalten" (Spieß & Stadler, 2002, S. 14)

Checkliste 2: „Erkennen von gesundheitsförderlichem Führungsverhalten"

	stimmt				stimmt nicht
	1	2	3	4	5
• „Der/die Vorgesetzte zeigt Anerkennung, wenn ein Mitarbeiter gute Arbeit leistet."	☐	☐	☐	☐	☐
• „Er/sie bemüht sich, langsam arbeitende Mitarbeiter zu mehr Leistung anzuspornen."	☐	☐	☐	☐	☐
• „Er/sie weist den Mitarbeitern spezifische Arbeitsaufgaben zu."	☐	☐	☐	☐	☐
• „Hat jemand persönliche Probleme, so hilft er/sie ihm."	☐	☐	☐	☐	☐
• „Er/sie steht für die eigenen Mitarbeiter und ihre Taten ein."	☐	☐	☐	☐	☐
• „Er/sie behandelt die Mitarbeiter wie gleichberechtigte Partner."	☐	☐	☐	☐	☐
• „In Gesprächen mit den Mitarbeitern schafft er/sie eine gelöste Stimmung, so dass sie sich frei und entspannt fühlen."	☐	☐	☐	☐	☐
• „Er/sie ist freundlich und gut erreichbar."	☐	☐	☐	☐	☐
• „Er/sie reißt die Mitarbeiter mit."	☐	☐	☐	☐	☐
• „Bei wichtigen Entscheidungen holt er/sie erst die Zustimmung der Mitarbeiter ein."	☐	☐	☐	☐	☐
• „Wenn er/sie Fehler entdeckt, bleibt er/sie freundlich."	☐	☐	☐	☐	☐
• „Er/sie ist am Wohlergehen der Mitarbeiter interessiert."	☐	☐	☐	☐	☐
• „Er/sie passt die Arbeitsgebiete den Fähigkeiten und Leistungsmöglichkeiten der Mitarbeiter an."	☐	☐	☐	☐	☐
• „Er/sie regt die Mitarbeiter zur Selbstständigkeit an."	☐	☐	☐	☐	☐
• „Er/sie hat Vertrauen in die Mitarbeiter."	☐	☐	☐	☐	☐
• „Er/sie vermittelt den Eindruck von Kompetenz."	☐	☐	☐	☐	☐
• „Er/sie ist ein gutes Vorbild."	☐	☐	☐	☐	☐
• „Man ist stolz darauf, mit ihm/ihr zusammenzuarbeiten."	☐	☐	☐	☐	☐
• „Er/sie hört gut zu."	☐	☐	☐	☐	☐
• „Er/sie versucht, Probleme auch aus neuen Blickwinkeln zu betrachten."	☐	☐	☐	☐	☐
• „Er/sie gibt Ratschläge, wenn sie gebraucht werden."	☐	☐	☐	☐	☐
• „Er/sie achtet auf Fehler, wenn dadurch ein bestimmter Standard gefährdet ist."	☐	☐	☐	☐	☐
• „Er/sie bespricht mit den Mitarbeitern, wie sie ihre Ziele erreichen können."	☐	☐	☐	☐	☐

Abbildung A.2. Checkliste 2 „Erkennen von gesundheitsförderlichem Führungsverhalten" (Spieß & Stadler, 2002, S. 15)

Checkliste 3: „Erkennen von mangelhafter sozialer Unterstützung"

	stimmt				stimmt nicht
	1	2	3	4	5
• „Ich fühle mich durch meine Arbeit insgesamt ziemlich belastet und mitunter sogar überlastet."	☐	☐	☐	☐	☐
• „Ich habe – bedingt durch Arbeitsabläufe und Arbeitsgestaltung – wenig Kontakt zu Kollegen."	☐	☐	☐	☐	☐
• „Ich habe – bedingt durch Arbeitsabläufe und Arbeitsgestaltung – wenig Kontakt zu meinem/meiner Vorgesetzten."	☐	☐	☐	☐	☐
• „Wenn etwas schief läuft, wird immer gleich ein Schuldiger gesucht, statt über die zugrundeliegenden Ursachen für die Probleme nachzudenken."	☐	☐	☐	☐	☐
• „In unserer Abteilung/Arbeitsgruppe herrscht großes Konkurrenzdenken. Keiner hilft dem anderen."	☐	☐	☐	☐	☐
• „Persönliche Bedürfnisse zählen in der Arbeit nichts."	☐	☐	☐	☐	☐
• „In Konfliktsituationen fühlt man sich alleingelassen."	☐	☐	☐	☐	☐
• „Um Hilfe nachzusuchen, wird als Schwäche betrachtet."	☐	☐	☐	☐	☐
• „Es ist keine Zeit da, damit gemeinsam überlegt werden kann, wie man die Arbeit besser organisieren kann."	☐	☐	☐	☐	☐
• „Dem anderen nicht zu helfen, wird bei uns 'belohnt'. Nur mit Ellbogen-Mentalität kommt man bei uns nach oben."	☐	☐	☐	☐	☐
• „Der horizontale Informationsfluss (unter den Kollegen) ist gering."	☐	☐	☐	☐	☐
• „Der vertikale Informationsfluss (von dem/der Vorgesetzten zum Mitarbeiter) ist gering."	☐	☐	☐	☐	☐
• „Man erhält kaum Rückmeldung oder soziale Bestätigung."	☐	☐	☐	☐	☐
• „Rückmeldung von dem/der Vorgesetzten gibt es nur, wenn etwas schief gelaufen ist."	☐	☐	☐	☐	☐
• „Als Neuer hat man es nicht leicht, sich einzugliedern und akzeptiert zu werden."	☐	☐	☐	☐	☐
• „Der/die Vorgesetzte ist immer schwer zu erreichen, wenn ich ihn/sie brauche."	☐	☐	☐	☐	☐

Abbildung A.3. Checkliste 3 „Erkennen von mangelhafter sozialer Unterstützung" (Spieß & Stadler, 2002, S. 16)

Checkliste 4: „Erkennen von guter sozialer Unterstützung"

	stimmt				stimmt nicht
	1	2	3	4	5
• „Wenn einer Probleme mit seiner Arbeit hat, wird ihm von dem/der Vorgesetzten geholfen."	☐	☐	☐	☐	☐
• „Wenn einer Probleme mit seiner Arbeit hat, wird ihm von den Kollegen geholfen."	☐	☐	☐	☐	☐
• „Die Arbeitskollegen bieten immer wieder ihre Hilfe an."	☐	☐	☐	☐	☐
• „Wenn Schwierigkeiten auftreten, stellt sich der/die Vorgesetzte vor einen."	☐	☐	☐	☐	☐
• „Der/die Vorgesetzte hat immer ein Ohr – auch wenn es um Privates geht."	☐	☐	☐	☐	☐
• „Der/die Vorgesetzte nimmt sich auch mal mehr Zeit, wenn Mitarbeiter mit ihren Problemen oder Vorschlägen zu ihm/ihr kommen."	☐	☐	☐	☐	☐
• „Der/die Vorgesetzte informiert gut über Unternehmensziele, Aufgaben und Entscheidungsbefugnisse."	☐	☐	☐	☐	☐
• „Der/die Vorgesetzte kommt auf mich zu und bespricht sich mit mir, wenn es um Dinge geht, die meinen Arbeitsplatz oder meinen Aufgabenbereich betreffen."	☐	☐	☐	☐	☐
• „Auf meine Kollegen kann ich mich jederzeit verlassen."	☐	☐	☐	☐	☐
• „Der/die Vorgesetzte setzt für mich ein, soweit das im Rahmen seiner/ihrer Möglichkeiten liegt."	☐	☐	☐	☐	☐
• „Der/die Vorgesetzte kann sich gut in meine Situation hineinversetzen."	☐	☐	☐	☐	☐
• „Der/die Vorgesetzte ist bestrebt, mich nicht zu überfordern."	☐	☐	☐	☐	☐
• „Es gibt regelmäßige Desprechungen, auf denen Probleme, die das ganze Team betreffen, diskutiert werden."	☐	☐	☐	☐	☐

Abbildung A.4. Checkliste 4 „Erkennen von guter sozialer Unterstützung" (Spieß & Stadler, 2002, S. 17)

Anhang B: Gesprächsleitfaden Mitarbeitergespräch

- Sorgen Sie für eine ruhige, ungestörte Gesprächsatmosphäre.	
- Legen Sie den Zeitrahmen fest. (Nicht länger als 60 Minuten)	
Gespräch eröffnen – Anlass nennen	- Benennen Sie Ihre Fürsorgepflicht. - Drücken Sie Ihre Sorge über die Veränderungen aus. - Benennen Sie Ihr Anliegen, dass Sie klären möchten, inwieweit die Veränderungen mit Belastungen im beruflichen Alltag zusammenhängen. - Wenn dies der Fall sein sollte, möchten Sie gemeinsam nach Lösungen suchen, die die Belastungen reduzieren können.
Ziele nennen	- Beschreiben Sie Ihre Wahrnehmungen: konkret und am Verhalten orientiert. - Unterlassen Sie Interpretationen.
Dialogphase	
Wahrnehmungen mitteilen **(Beschreibung des Verhaltens)**	- Beschreiben Sie Ihre Wahrnehmungen: konkret und am Verhalten orientiert. - Unterlassen Sie Interpretationen.
Sichtweise des Mitarbeiters erbitten	**Stellen Sie offene Fragen:** - Nehmen Sie ebenfalls Veränderungen an sich wahr? - Welche Veränderungen nehmen Sie wahr? - Wie erleben Sie die Veränderungen? - Was fällt Ihnen schwerer als sonst? - Was macht Ihnen zu schaffen? - In welcher Hinsicht erleben Sie die Veränderungen?
Ursachen und Hintergründe klären	- Was könnte die Ursache für die Veränderungen sein? - In welchem Zusammenhang könnten die Veränderungen stehen? - Welche Belastungen erleben Sie? - Haben Sie eine Idee, wodurch die Veränderungen entstanden sind? - Gibt es eine Situation, die die Veränderungen angestoßen/ausgelöst hat? - Was ist passiert? - Wann ist es passiert? - Wie ist es passiert - Wer ist/war daran beteiligt? Fassen Sie das Besprochene zusammen und gehen Sie dann zur Lösungssuche über.
Nach gemeinsamen Lösungen suchen	**Verschiedene Ausgangssituationen** *Zu hohe Arbeitsbelastungen:* - Haben Sie eine Idee, was sich verändern muss? - Haben Sie eine Lösungsidee? - Haben Sie Verbesserungsvorschläge? - Gibt es etwas, was ich für Sie tun kann? - Wie kann ich Sie entlasten? - Was kann ich zur Verbesserung der Situation beitragen? - Was können Sie zur Verbesserung der Situation beitragen? - Gibt es sonst jemanden, der zur Unterstützung/Entlastung beitragen kann?

<table>
<tr><td></td><td>

→ *Es drängt sich Ihnen die Frage auf: Handelt es sich um ein Burnout oder um eine psychische Erkrankung?*

- Ich rate Ihnen dringend, einen Hausarzt oder Psychotherapeuten aufzusuchen, um Ihre Situation abzuklären.
- Haben Sie schon mal in Erwägung gezogen, sich professionelle Hilfe zu suchen?
- Hausarzt
- Psychotherapeut
- .... (s. auch ● **Abb. 5.17**)

Soziale Belastungen im Arbeitsumfeld:

Konflikte, Mobbing
Lösungen sind in ► Kap. 4 beschrieben

Belastungen im privaten Umfeld:

Beachten Sie die Privatsphäre.
Keine weiteren Fragen nach Hintergründen.

- Glauben Sie, dass Sie das Problem alleine lösen können?
- Gibt es jemanden, der Sie in dieser belastenden Situation unterstützen kann?
- Welche Hilfe können Sie sich von meiner Seite vorstellen?
- Womit kann ich Sie unterstützen?
- Gegebenenfalls: Glauben Sie, dass es Ihnen hilft, wenn ich Ihnen vorübergehend auf der Arbeitsebene Entlastung verschaffe?
- Haben Sie professionelle Hilfe (z. B. Psychotherapeut) in Erwägung gezogen?
- Kann ich Sie dabei unterstützen?   externe Helfer (● **Abb. 5.17**) benennen

</td></tr>
<tr><td>Vereinbarung</td><td>

- Vereinbaren Sie konkrete Schritte und Maßnahmen.
- Fassen Sie dazu die eigenen Beiträge und die Ihres Mitarbeiters zusammen.

</td></tr>
<tr><td>Gesprächsabschluss</td><td>

- Vereinbaren Sie einen Folgetermin.
- Lassen Sie das Gespräch positiv ausklingen.

</td></tr>
</table>

Abbildung B.1. Gesprächsleitfaden für ein Mitarbeitergespräch mit einer psychisch belasteten Person (Struhs-Wehr, 2017, S. 167 f., Abb. 5.14.)

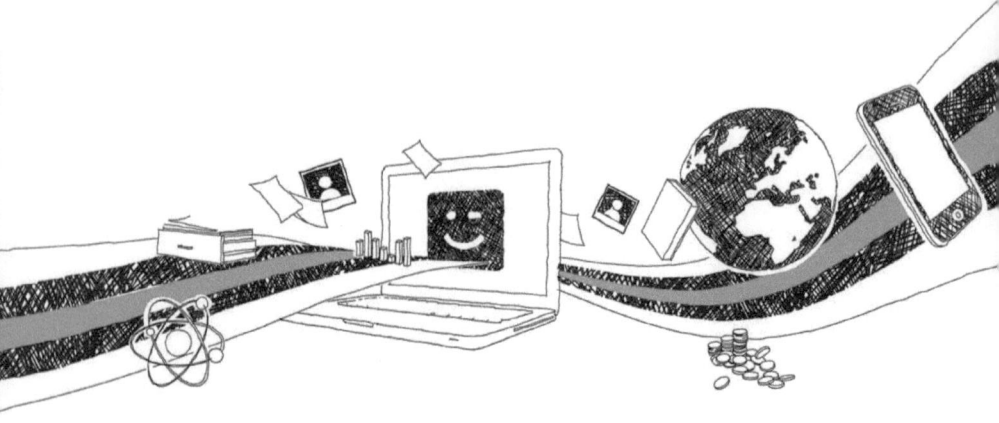
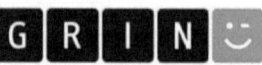